LETTRES
MÉDICO-CHIRURGICALES.

PREMIÈRE LETTRE,

Présentée à la Société Royale de Médecine de Marseille pour obtenir le titre
de Membre correspondant,

Par G. BROUZET,

DOCTEUR—MÉDECIN—ACCOUCHEUR, CHIRURGIEN DE L'ÉTABLISSEMENT SANITAIRE DES
CHEMINS DE FER DU GARD, MÉDECIN DE LA SOCIÉTÉ DE PRÉVOYANCE ET DE
SECOURS MUTUELS, MEMBRE DE LA SOCIÉTÉ DE MÉDECINE ET DE CHIRURGIE
PRATIQUES DE MONTPELLIER, TITULAIRE DE LA SOCIÉTÉ MÉDICO-
CHIRURGICALE, MEMBRE DE L'ÉCOLE PRATIQUE D'ANATOMIE ET
D'OPÉRATIONS CHIRURGICALES, LICENCIÉ ES-SCIENCES
PHYSIQUES, ANCIEN ÉLÈVE DE M. SERRE,
PROFESSEUR A LA FACULTÉ DE
MÉDECINE DE MONTPELLIER.

Le vrai médecin est celui qui guérit ! l'observation qui n'apprend point à guérir n'est pas
celle d'un médecin, c'est celle d'un naturaliste
ou, si vous aimez mieux, d'un physiologiste
étranger au but que se propose le médecin.

BROUSSAIS, *Examen des doctrines médicales.*

A PARIS,

CHEZ FORTIN, MASSON ET COMPAGNIE.

A MONTPELLIER,
CHEZ CASTEL ET CHEZ SEVALLE, LIBRAIRES.

1843.

LETTRES
MÉDICO-CHIRURGICALES.

PREMIÈRE LETTRE,

Présentée à la Société Royale de Médecine de Marseille pour obtenir le titre
de Membre correspondant,

Par G. BROUZET,

DOCTEUR—MÉDECIN—ACCOUCHEUR, CHIRURGIEN DE L'ÉTABLISSEMENT SANITAIRE DES
CHEMINS DE FER DU GARD, MÉDECIN DE LA SOCIÉTÉ DE PRÉVOYANCE ET DE
SECOURS MUTUELS, MEMBRE DE LA SOCIÉTÉ DE MÉDECINE ET DE CHIRURGIE
PRATIQUES DE MONTPELLIER, TITULAIRE DE LA SOCIÉTÉ MÉDICO-
CHIRURGICALE, MEMBRE DE L'ÉCOLE PRATIQUE D'ANATOMIE ET
D'OPÉRATIONS CHIRURGICALES, LICENCIÉ ES—SCIENCES
PHYSIQUES, ANCIEN ÉLÈVE DE M. SERRE,
PROFESSEUR A LA FACULTÉ DE
MÉDECINE DE MONTPELLIER.

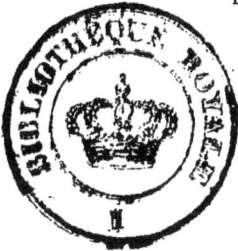

A PARIS,
CHEZ FORTIN, MASSON ET COMPAGNIE.
A MONTPELLIER,
CHEZ CASTEL ET CHEZ SEVALLE, LIBRAIRES.

1843.

A MESSIEURS

SERRE,

CHEVALIER DE L'ORDRE ROYAL DE LA LÉGION-D'HONNEUR,
PROFESSEUR A LA FACULTÉ DE MÉDECINE DE MONTPELLIER,
CHIRURGIEN EN CHEF DE L'HÔTEL—DIEU ST-ÉLOI,
MEMBRE CORRESPONDANT DE L'ACADÉMIE ROYALE DE MÉDECINE DE PARIS, ETC.,

et FONTAINE,

CHEVALIER DE L'ORDRE ROYAL DE LA LÉGION-D'HONNEUR,
CHIRURGIEN EN CHEF DE L'HÔTEL-DIEU DE NIMES,
MEMBRE DE L'ACADÉMIE ROYALE DU GARD.

Le premier a été mon maître, le second est mon bienfaiteur........
Je leur dois tout ce qu'un homme peut devoir à un autre homme.......
Puissé-je les suivre de loin dans la carrière où chacun de leurs pas est
marqué par un succès!

Chargé du service médical de l'établissement sanitaire des chemins de fer du Gard, et d'une autre société de bienfaisance destinée à répandre d'éminens bienfaits sur la classe ouvrière de Nimes, j'ai recueilli dans un assez court espace de temps un grand nombre d'observations médico-chirurgicales. Si mes occupations me l'eussent permis, je me proposais de classer, de coordonner les matériaux que je possède réunis en corps d'ouvrage, d'en déduire des conséquences pratiques, et de rendre ainsi mon travail plus digne de la publicité. Mais plusieurs années n'auraient point suffi pour l'accomplissement d'une œuvre conçue sur de si larges bases. Or, au temps où nous sommes, la science marche à pas de géant, et un fait qui aurait pu offrir quelque intérêt la veille, peut paraître suranné et hors d'à-propos le lendemain.

D'ailleurs, celui qui est chargé d'un service médical a un compte à rendre à ses chefs et à ses collègues des méthodes et des procédés qu'il emploie pour obtenir la guérison des malades qui lui sont confiés. En effet, il n'y a pas eu, peut-être, dans les fastes médicaux, d'époque où l'art ait été divisé en un plus grand nombre de sectes dont l'influence funeste se fera sentir dans les siècles futurs. D'une part, l'*homoéophatie*, exploitée par le charlatanisme, le *magnétisme*, l'*hydropathie*, l'*humorisme* etc.; de l'autre, les *saignées jusqu'au blanc*, la *médecine exacte*, les *numéristes*, la *médecine expectante*, les *organiciens*, les *vitalistes*, les *anatomo-patologistes*, la *médecine hippocratique*, l'*éclectisme*, etc., etc. Pour compléter ce

tableau de systèmes si opposés, il ne manque plus qu'à re-
mettre en honneur, comme au moyen-âge, la *pierre phi-
losophale*, le *mercure de vie*, l'*interoention des démons*, *des
métaux et des planetes*, les *emplâtres*, les *baumes artificiels,
consolidans, cicatrisans,* [1] etc. Au milieu de cette fluctuation
désolante du monde médical, et de ce conflit d'opinions si
diverses, chaque système a ses représentans et ses adulateurs :
« Il n'est pas d'idée si absurde, dit le professeur Trousseau,
» qui ne trouve des médecins pour la soutenir et des malades
» qui se jettent au devant de l'expérimentation ». Faut-il donc
s'étonner si un romancier [2], à l'exemple de Le Sage et de
Molière, a choisi dans nos rangs le héros d'un de ses épiso-
des devenus célèbres ?

Tels sont les motifs qui m'ont déterminé à composer une
série de mémoires, sauf à revenir plus tard sur les imperfec-
tions de style qui auront pu facilement se glisser dans une ré-
daction faite à la hâte. Quant au fond, comme l'âge, la répu-
tation scientifique et la position sociale ne donnent point à
mes paroles l'autorité qu'on serait en droit d'exiger, qu'il me
soit permis d'invoquer à l'appui de mes assertions le témoi-
gnage du praticien distingué que je trouve toujours près de
moi dans les circonstances difficiles, et dont le nom justement
renommé laissera dans cette ville de précieux souvenirs.

J'ignore le sort qui attend ces lignes, écrites du reste sans
autre prétention que celle de remplir un devoir : quoi qu'il en
soit, j'accueillerai avec reconnaissance toute critique loyale
et de bonne foi, ainsi que les conseils des maîtres de l'art

[1] On rencontre encore dans le monde des personnes qui vantent les
merveilles de leur baume, et lui attribuent la guérison des blessures les
plus légères, de celles que la nature guérit avec le plus de facilité.

[2] *Les Mystères de Paris*, par E. Sue.

tout en leur rappelant avec confiance ces paroles de La Bruyère, « On peut exiger beaucoup de celui qui devient au- » teur pour acquérir de la gloire, ou pour un motif d'intérêt ; » mais celui qui n'écrit que pour satisfaire à un devoir dont » il ne ne peut se dispenser, à une obligation qui lui est impo- » sée, a sans doute de grands droits à l'indulgence de ses » lecteurs. »

Nimes, le 30 septembre 1843.

LETTRES

MÉDICO-CHIRURGICALES.

———————◄◙►○◄◙►————————

PREMIÈRE OBSERVATION.

—

MAL VERTÉBRAL DE POTT. — DÉVIATION DE L'ÉPINE DORSALE.
— ABCÈS VOLUMINEUX DANS LA RÉGION CERVICALE. —
PARALYSIE DES MEMBRES SUPÉRIEURS ET INFÉRIEURS. —
APPLICATION DE HUIT CAUTÈRES SUR LA COLONNE VERTÉ-
BRALE. — USAGE DES AMERS ET DES ANTI-SCROFULEUX.
— BAINS AROMATIQUES. — GUÉRISON.

Un des premiers malades qui se sont présentés à mon
observation, est un enfant atteint du mal vertébral de
Pott. Cet enfant, âgé de huit ans, assez peu développé
et né de parens scrofuleux, me fut emmené dans les
premiers jours du mois de juillet 1842. J'appris de son
père qu'il avait joui d'une santé parfaite depuis sa nais-
sance, à l'exception de la rougeole qu'il avait eue à l'âge
de six ans, et qui n'avait laissé d'autre suite fâcheuse
qu'une tache sur la cornée droite. A cette époque, un
fagot de sarmens lui tomba sur la tête, et, quelque temps
après, ses parens s'aperçurent d'une incurvation brusque
de la colonne vertébrale, accompagnée d'une gibbosité re-

marquable des apophyses épineuses des dernières vertèbres cervicales. Sa mère, alarmée avec juste raison sur
le sort de son enfant, consulta un médecin qui, ne con-
cevant pas la moindre inquiétude de cet état, persuada à
la famille que l'épine dorsale se redresserait complètement
à mesure que l'enfant se développerait. Dès-lors, les
parens bannirent toutes leurs craintes et leurs inquiétu-
des, et le mal fut livré à lui-même pendant plus de trois
mois.

Cependant les digestions devinrent pénibles, et furent
accompagnées de convulsions le long de l'œsophage ; la
déviation de la colonne vertébrale fit des progrès rapides,
la partie supérieure du tronc se déjeta de plus en plus en
avant, et la tête ne pût être maintenue dans son attitude
naturelle ; des douleurs lancinantes se firent sentir dans la
région cervicale, les membres supérieurs et inférieurs per-
dirent de jour en jour de leur force ; tellement que bientôt
la marche devint impossible, et que cet enfant ne put pas
se tenir debout sans qu'on lui donnât la main ; c'est alors
que je fus appelé à lui donner des soins, et à mon premier
examen je le trouvai dans l'état suivant :

Saillie angulaire des dernières vertèbres cervicales, douleurs pongitives dans toute l'épine, tête déjetée en avant,
membres grèles, facies amaigri, pommettes saillantes,
tumeur du volume d'un œuf d'oie placée entre la dernière
vertèbre cervicale et la première dorsale, se ramollissant
successivement, et permettant d'apprécier le phénomène
de la fluctuation. En même temps chaleur à la paume des
mains, et à la plante des pieds, pouls petit et fréquent,

sueurs nocturnes, diminution des forces, paralysie des extrémités supérieures et inférieures : les membres supérieurs surtout avaient totalement perdu le mouvement, la respiration était pénible et entrecoupée, les urines et les matières fécales étaient rendues involontairement, la nutrition ne se fesait point, et la mort semblait devoir terminer bientôt cette scène de désolation.

Ne partageant pas la sécurité de notre honorable confrère, nous pratiquâmes de suite une ouverture à la tumeur de laquelle s'échappa à peu près un verre de matière puriforme et floconneuse analogue à du petit lait mal clarifié, et nous appliquâmes quatre cautères à droite et à gauche de la gibbosité; en même temps le jeune malade fut mis à l'usage des amers et des anti-scrofuleux.

Quelques jours s'étaient à peine écoulés, et nous conçumes déjà la possibilité de rendre à la santé l'enfant qui nous avait été confié, et sur la maladie duquel nous avions néanmoins porté un pronostic des plus défavorables. Nous nous bercions dans cette espérance, lorsque la mère nous annonça qu'il avait rendu par la bouche plusieurs petits fragmens osseux, résultant de l'abrasion de la partie antérieure des vertèbres, et de la perforation du larynx. — Toux opiniâtre, grande difficulté dans la phonation. — *Application de quatre cautères de plus, lochs gommeux, bains aromatiques,* etc.

Au bout de deux mois de ce traitement énergique, l'état de notre malade était bien changé, la fluctuation, qui s'était manifestée plusieurs fois dans la tumeur et avait nécessité de nouvelles ponctions, avait disparu pour tou-

jours, l'affaiblissement des extrémités inférieures et supérieures était moins considérable, les douleurs étaient moins
violentes ; le sommeil, l'appétit et les bains aromatiques
avaient restauré les forces, l'excrétion des urines était plus
facile et volontaire.

Le 12 septembre, la force des membres inférieurs
était revenue ; cependant l'enfant ne pouvait marcher
qu'avec une canne, ou en lui donnant la main. Dès ce
moment la guérison fit des progrès si rapides que dans les
premiers jours d'octobre, nous eûmes la satisfaction de
rencontrer notre malade, s'amusant avec les enfans de
son âge. Au moment où nous écrivons ces lignes, les
forces des extrémités inférieures et supérieures sont complètement rétablies, et il ne reste presque pas de traces de
difformité dans la région cervicale.

RÉFLEXIONS.

L'observation que nous venons de rapporter nous sug-
gère quelques réflexions que nous allons tâcher d'expri-
mer aussi brièvement que possible. Et, d'abord, est-ce
témérairement que nous avons appliqué un si grand
nombre de cautères ? Non, cette méthode est fort an-
cienne : Euriphon, au rapport de Baumes, couvrait en
quelque sorte le corps de ses malades de cautères, et ne
comptait sur les avantages de ces suppurations artifi-
cielles qu'autant qu'elles étaient considérables et multi-
pliées. Hippocrate formait plusieurs cautères avec le fer
rouge. Celse recommande de faire avec un fer chaud dix

ulcères artificiels. Baumes croit par des observations qui lui sont propres que les plus grands secours qu'on puisse opposer au mal de Pott , sont les cautères suffisamment multipliés. Delpech[1] et Dupuytren criblaient de cautères le dos de leurs malades, et nous avons vu MM. Serre et Lallemand obtenir à l'aide de cette médication active des succès surprenans dans des cas désespérés.

L'application d'un si grand nombre d'exutoires n'est pas d'une utilité aussi indispensable dans la carie vertébrale, qui est presque toujours sous la dépendance d'une diathèse siphilitique, scrofuleuse ou scorbutique, etc. Ici c'est plutôt le cas d'administrer des médicamens propres à combattre ces affections générales.

Du reste, ce n'est pas seulement par le traitement, mais aussi par la symptomatologie que le mal vertébral de Pott diffère de la carie vertébrale. L'ouverture des cadavres ne laisse aucun doute sur la distinction qu'il importe d'établir dans la pratique entre ces deux maladies, et qui est cependant méconnue par beaucoup de praticiens, y compris M. Vidal de Cassis[2].

Si l'on examine avec attention les vertèbres d'un individu mort de la carie vertébrale , on s'aperçoit qu'elles ont éprouvé dans leur structure une altération profonde ; l'os est ramolli, friable, il a beaucoup perdu de sa partie vivante ; la gélatine a presque entièrement disparu, il y

[1] DELPECH, *Précis élém. des Maladies réputées chirurg.*, t. II, p. 638.

[2] VIDAL (de Cassis), *Traité de Pathologie externe*, t. II, p. 225.

a production de matière grasse. Les apophyses épineuses,
les apophyses transverses ainsi que les lames vertébrales
ne sont que très-rarement altérées, le corps des vertèbres
paraît être le siége unique de la maladie, ou au moins le
siége principal [1].

Dans le mal de Pott, au contraire, la structure de l'os
n'est nullement altérée, les vertèbres ont seulement
éprouvé une déperdition de substance, une abrasion plus
ou moins considérable, une vraie érosion qu'on dirait
avoir été faite avec une gouge. L'examen anatomo-pa-
thologique y démontre encore la présence de tubercules
scrofuleux analogues aux tubercules pulmonaires; or,
ces tubercules peuvent se développer non-seulement dans
le corps des vertèbres, mais encore dans les apophyses
épineuses, transverses, dans les ligamens et même dans
les muscles voisins; c'est à la présence de ces nouveaux
organes qu'il faut attribuer la déperdition de substance
qu'éprouvent les parties des vertèbres dans lesquelles ils
se développent, soit que le tissu vertébral ait été trans-
formé en matière tuberculeuse, soit que cette dernière ait
détruit les parties environnantes par la compression que
sa masse peut exercer sur elles.

Mais ce n'est pas seulement après la mort qu'on peut
parfaitement distinguer ces deux maladies. Observez en
effet un malade atteint de carie vertébrale, le rachis n'of-
fre point de gibbosité; en outre, les extrémités inférieu-

---

[1] Voy. *Gazet. Médic.*, *Clinique chirurg.* du professeur Serre, pu-
bliée par le docteur Brouzet.

res ne sont jamais paralysées, à moins que de proche en proche l'inflammation ne s'étende jusqu'à la moelle.

Dans le mal vertébral de Pott, la colonne vertébrale présente une courbure brusque à angles plus ou moins aigus. Presque toujours il y a paralysie du rectum, de la vessie et des extrémités inférieures. Le mal de Pott est moins souvent que la carie des vertèbres accompagné d'abcès par congestion. A reste, le pus est plus limpide, plus clair, analogue à du petit lait mal clarifié, et n'acquiert jamais les qualités irritantes qui caractérisent le pus provenant de la carie des vertèbres.

Le pronostic de ces deux maladies n'est pas moins différent que leur symptomatologie. La carie est une maladie très-grave, et très-souvent mortelle. Si l'on peut suspendre momentanément les progrès du mal, ce n'est que dans des cas très-rares, où la carie des vertèbres est fort peu étendue, et où les abcès symtomatiques auxquels elle donne lieu ont une ouverture très-petite située très-loin du foyer, et communiquant avec ce dernier par un sinus étroit et tortueux.

Le mal vertébral de Pott n'a pas des suites aussi funestes que la carie. Si parfois il entraîne le malade au tombeau, il est du moins consolant de penser que dans plusieurs circonstances la nature seule, et surtout lorsque l'art vient à son secours, peut triompher de la maladie.

Maintenant on comprendra comment les auteurs qui ont confondu ces deux états mobiles ont été embarrassés pour expliquer la léthalité presque constante de la carie proprement dite, et par contre la guérison de la carie

profonde ou mal de Pott. On conçoit, en effet, que dans le
premier cas, lorsque les vertèbres n'ont plus leur constitution chimique normale, qu'elles sont réduites à leur
partie solidifiante, qu'on n'y rencontre plus que des sels
calcaires, qu'elles sont en un mot profondément altérées,
la guérison ne puisse pas avoir lieu, tandis qu'il est possible qu'un traitement énergique, employé à propos, puisse
emmener la résorption des tubercules, ou leur fonte suc-
cessive, et, par suite, la guérison.

Un abcès par congestion étant donné, le chirurgien
peut-il reconnaître le lieu de la lésion organique qui la
produit? Les considérations suivantes semblent rendre
facile la réponse à cette question.

On a cru, jusque dans ces derniers temps, que dans la
formation des abcès par congestion, le pus suivait le trajet des vaisseaux, tant veineux qu'artériels, ou bien qu'il
fusait sous les divers plans apanévrotiques pour venir
former une tumeur dans un lieu plus ou moins éloigné de
sa formation. Mais M. Bourjot-St-Hilaire, qui s'est oc-
cupé de ce sujet, a cru reconnaître, en disséquant des
individus qui avaient succombé à des abcès par conges-
tions, que le pus suivait le trajet des nerfs. S'il en est
ainsi, c'est là ce que l'observation ne nous a pas démon-
tré, et ce qu'il ne nous a pas été permis de vérifier par
nous-même; s'il en est ainsi, disons-nous, il ne serait
plus difficile au médecin anatomiste de reconnaître le lieu
de la lésion organique, car la région où existe la collection purulente lui indiquerait déjà le siége primitif du
mal. Mais nous pensons, avec M. Bérard jeune, qu'il n'y

a pas une parfaite exactitude dans la remarque de M.
Bourjot-St-Hilaire, pas plus que dans celle de M. Fol-
houx, qui a tenté d'établir les rapports des artères et des
nerfs, en disant que dans les régions placées au-dessus
du diaphragme, le nerf correspond à l'artère dans le sens
où elle est le plus éloignée de l'axe de la partie du corps
où elle se trouve, *et vice versâ* pour les régions sous-dia-
phragmatiques — pas plus que dans celle de M. Velpeau,
qui avance, de son côté, que nulle part les nerfs ne sui-
vent la face profonde du vaisseau ; ces deux assertions ne
sont pas assez fondées pour être admises comme règles.

Cependant, en admettant que l'hypothèse de M. Bourjot-St-Hilaire fût généralement vraie, on pourrait établir
le raisonnement suivant : Si la carie existe dans les vertèbres dorsales ou la tête articulaire des côtes, la collection se fera jour dans un point quelconque de la région
lombo-dorsale, sous l'aponévrose des muscles petits dente-
lés, en dedans de l'angle des côtes.

Si la carie existe dans les vertèbres cervicales, la fusée
purulente suivra les filets nerveux qui constituent le plexus
bracchial ; alors l'abcès apparaîtra sur les parties latérales
du cou, dans le creux de l'aisselle derrière la clavicule.

Si la carie existe dans les vertèbres lombaires, le pus
suivra quelqu'un des nerfs émanés du plexus lombaire.
Si c'est le nerf crural, le pus disséquera les muscles psoas
et iliaque, passera sous l'arcade crurale pour se mon-
trer à la partie supérieure de la cuisse. Enfin, si le pus
suit le nerf oblurateur la tumeur apparaîtra à la partie
supérieure et interne de la cuisse.

Lorsque la lésion organique aura son siége dans le sacrum ou dans le bassin, c'est le long des filets nerveux du plexus sciatique que fusera le pus. Ainsi, quand on verra un abcès apparaître à la région fessière, c'est sur le sacrum que les applications devront être faites. S'il n'y a qu'un abcès d'un côté, la lésion correspondra du même côté; si, au contraire, des abcès apparaissent des deux côtés, la région moyenne est affectée.

Si l'abcès se montre sur les côtés du rectum, le pus aura suivi quelqu'un des derniers nerfs sacrés. Il faudra y regarder de près pour ne pas le confondre avec la fistule, car il y aurait un grand inconvénient alors à ouvrir le rectum. Si c'est un abcès, le pus sera plus abondant que dans la fistule, le malade aura souffert davantage.

Cette remarque de M. Bourjot-St-Hilaire, si elle était vraie, nous paraîtrait fort importante; on rencontre, en effet, souvent dans la pratique, des malades et surtout des enfans qui sont dans l'impossibilité de rendre compte de ce qu'ils éprouvent, et qui se bornent à accuser de la douleur dans la colonne épinière sans en préciser le point; or, l'application judicieuse de certains moyens thérapeutiques demandant une connaissance exacte du siége du mal, c'est à l'aide des détails anatomo-pathologiques dans lesquels nous venons d'entrer, que le praticien peut l'acquérir, et c'est pour celui-là seul qui les possède que les difficultés se trouvent aplanies.

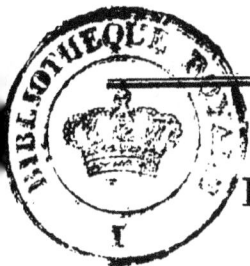

DEUXIÈME OBSERVATION.

—

HYDROCÈLE DE LA TUNIQUE VAGINALE. — PONCTION. — INJECTION AVEC DU VIN CHAUD. — GUÉRISON.

Le nommé R...., peintre, âgé de 63 ans, rue Ste-Marie, ancien grenadier de l'Empire, d'un tempérament mixte, vint réclamer nos soins, le 1ᵉʳ septembre dernier, pour une tumeur volumineuse qu'il portait sur le testicule droit[1]. Interrogé sur la cause et l'ancienneté de sa maladie, R... nous apprit que deux ans auparavant il s'était laissé tomber du haut d'une échelle. Dans sa chute, les testicules ayant été froissés, il en résulta une légère tuméfaction des parties génitales; peu de temps après, une tumeur indolente se développa lentement autour du testicule droit et finit par

---

[1] Ce malade avait été visité en notre absence par un pharmacien, qui avait tenté quelques applications résolutives sur la tumeur, au risque d'encourir le courroux de la Société de Médecine du Gard, qui décidément s'érige en succursale d'un bureau de police, en poursuivant devant les tribunaux MM. les pharmaciens qui vendent *une toprtte de sirop sans une ordonnanee*. Nous n'avons ici nullement l'intention de blesser ni d'offenser personne : qu'il nous suffise de dire que des actes si peu délicats déshonorent le sacerdoce de Cos, et jettent du discrédit et du ridicule sur le corps médical entier. Cette vérité est sentie et partagée par tous ceux qui connaissent le procès déloyal qui a été intenté arbitraire-

2

acquérir un volume considérable. Cette tumeur était
oblongue de devant en arrière, probablement à cause de
la compression produite par un suspensoire dont le malade
avait fait usage; elle recouvrait complètement le cordon
spermatique en remontant jusqu'à l'anneau inguinal. De
ce côté, elle conservait l'impression du doigt, ce qui aurait pu en imposer pour un hydrocèle par infiltration.
Le pénis était petit et couché sur le côté interne de la
tumeur; jusqu'au moment de l'opération, il s'était assez
développé pendant l'érection pour servir à l'acte véné-
rien. Le malade ayant été placé dans une chambre obs-
cure, nous tendîmes la peau qui recouvrait la tumeur, et
nous déposâmes une bougie allumée au côté externe, tandis
que nos yeux étaient fixés sur le côté interne; la fluctuation
et la transparence du liquide contenu dans la tumeur ne
nous laissèrent plus de doute sur sa nature, et nous
diagnostiquâmes une hydrocèle de la tuniqne vaginale.

Le jour de l'opération étant fixé, nous nous rendîmes
auprès du malade que nous fîmes asseoir sur le bord de

ment à un pharmacien honorable de eette ville ; du reste la Cour a fait
promptement justice des prétentions extravagantes de ceux qui avaient
suscité ces débats scandaleux.

Espérons qu'à l'avenir la médecine et la pharmacie se prêteront un
mutuel appui, et qu'il s'établira une espèce *de communion* entre tous
les hommes de l'art de tous les temps et de tous les pays (1) : « ainsi ils
prépareront l'heureuse époque, où ils n'auront plus qu'un seul système,
les faits physiologiques et pathologiques, arrangés suivant leurs plus
grandes et légitimes analogies, unis par des liens réciproques indissolu-
bles. »

(1) *Voyez* Frédéric Bérard.

son lit en face de la lumière. Nous saisîmes, en présence
de M. le docteur Fontaine, la tumeur de la main gauche,
en refoulant le liquide en bas et en avant, et nous plon-
geâmes un trocart à la partie antéro-inférieure, et un peu
d'avant en arrière. Le défaut de résistance que nous
éprouvâmes, et l'écoulement de sérosité qui se manifesta
par la canule aussitôt que le poinçon fut retiré, fut pour
nous un indice certain que nous étions parvenus dans la
tumeur ; alors, à l'aide de pressions successives et en divers sens, nous fîmes sortir environ un litre et demi d'un
liquide séreux, de couleur citrine et coagulable par la
chaleur. Quand l'évacuation fut complète, nous chargeâ-
mes une seringue à hydrocèle d'une quantité convenable
de vin à la température de 55° que nous injectâmes jusqu'à ce que la tumeur eût repris à-peu-près le volume
qu'elle avait avant la ponction ; lorsque ce liquide eut sé-
journé six minutes dans la tunique vaginale, nous le lais-
sâmes sortir, et aussitôt nous fîmes une nouvelle injection
qui resta dans la tunique pendant huit minutes. L'opération ainsi terminée, le malade fut replacé dans son lit, et
le scrotum fut recouvert de compresses imbibées de vin
chaud.

Quelques jours après, le gonflement ne nous paraissant
pas porté au degré convenable pour que la maladie ne se
reproduisit pas, nous fîmes sur le scrotum quelques lotions avec de l'alcool afin de favoriser l'inflammation. La
tuméfaction devint alors plus grande.

Le dixième jour, nous substituâmes aux lotions des
cataplasmes émolliens ; aucun des accidens qu'on a repro-

chés à la méthode par injection n'étant survenus, ni la pro-
pagation de l'inflammation de la tunique vaginale aux
parties voisines, ni l'infiltration du liquide injecté dans le
tissu cellulaire du scrotum, ni la blessure des branches
fournies au tissu scrotal par les artères honteuses, ni la
piqûre du testicule, la guérison fut complète le seizième
jour.

—◦❦◦—

TROISIÈME OBSERVATION.

—

FISTULE A L'ANUS COMPLÈTE. — OPÉRATION. —
GUÉRISON RAPIDE.

C..., manœuvre, âgé de 25 ans, d'un tempéramment sanguin, nous fit appeler, le 26 décembre 1842, pour obtenir de nous quelques soulagemens à des douleurs atroces qu'il éprouvait dans la région anale. Après un examen attentif, il nous fut facile de reconnaître un abcès volumineux développé autour de la marge de l'anus : cette collection purulente fut ouverte immédiatement, il s'en échappa du pus, des matières stercorales exhalant une odeur fétide et gangréneuse, au milieu desquelles nous découvrîmes une arête de poisson. La ponction calma subitement les douleurs du malade qui nous apprit que depuis plus de deux ans il était tourmenté par une fistule à l'anus, mais que la crainte de l'instrument tranchant l'avait toujours fait reculer devant l'opération.

Les douleurs que lui occasionnait sa dégoûtante infirmité avaient considérablement altéré sa santé ; les digestions étaient lentes et pénibles, la constipation était opiniâtre, le tube intestinal habituellement distendu par des gaz ; le malade s'abstenait autant que possible de prendre des alimens à cause des douleurs vives qu'il éprouvait en allant à la selle : alors il ressentait sur le fondement un sentiment de pesanteur, accompagné de mouvemens convulsifs très-considérables. S'il rendait des matières peu liées, les douleurs étaient moins violentes; lorsque les matières étaient très-dures le mal était excessif.

C.... avait consulté un grand nombre de médecins : quelques-uns lui avaient conseillé l'opération, d'autres avaient employé des bains de siége et des bains généraux, des boissons délayantes et purgatives, des lavemens, etc. ; quelques-uns avaient tenté des injections [1] dans la fistule, des suppositoires emplastiques, la cautérisation, etc., etc. Tous ces divers moyens n'avaient que momentanément amélioré l'état du malade, qui, ne pouvant que très-difficilement se livrer au travail, traînait dans une affreuse misère une déplorable existence.

Le 18 décembre, C... avala pendant son repas une arête de poisson qui faillit l'étouffer ; quelques jours après, il ressentit des élancemens dans le rectum dus à l'arête qui s'était fixée dans les criptes muqueux dont l'extrémité inférieure du gros intestin se trouve garnie. La présence de ce corps étranger détermina l'engorgement du

---

[1] A l'époque où Louis XIV fut affecté de la fistule à l'anus, plusieurs malades furent envoyés aux eaux de Barèges et traités par les injections de ces eaux sulfureuses et revinrent dans le même état où ils étaient avant leur départ. Les eaux de Bourbon furent aussi essayées ; le résultat fut le même. (*Voyez* BOYER , *Traité des Maladies Chirurgicales.*

tissu cellulaire de l'anus, la formation de l'abcès dont nous
avons parlé, et l'oblitération de l'orifice externe de la
fistule par laquelle sortaient habituellement quelques dé-
bris de matières fécales. Dès ce moment, les douleurs
allèrent toujours en augmentant au point de devenir into-
lérables : c'est alors que nous fûmes appelé.

Lorsque les souffrances occasionnées par l'ouverture de
l'abcès formé autour du rectum eurent été calmées, nous
pûmes constater l'existence de la fistule : pour cela un
stylet mousse fut introduit à un demi-pouce de la marge
de l'anus par l'orifice externe, d'où sortait, par la pression,
une sanie purulente, des matières fécales et des vents. Les
difficultés que nous éprouvâmes dans cette exploration
nous firent connaître plusieurs trajets fistuleux qui néanmoins aboutissaient tous à l'orifice externe; en introdui-
sant le doigt indicateur dans le rectum, nous fûmes con-
vaincu que le stylet avait pénétré assez profondément,
et qu'il avait rencontré l'orifice intérieur.

L'opération fut pratiquée le 5 janvier 1843 [1], un
purgatif fut pris la veille, et un lavement administré
quelques instans avant notre arrivée pour évacuer l'intestin : le malade se coucha au pied de son lit, un peu sur
le côté gauche, la fistule étant à droite. Un aide soulevait
la fesse de ce côté, quelques autres tenaient le patient,
le ventre était appuyé sur un oreiller.

---

[1] On sait que les fistules à l'anus qui accompagnent fort souvent la
phtysie pulmonaire doivent être regardées comme une crise salutaire et
que la prudence ordonne de les respecter.

Il nous fut plus facile cette fois de trouver les deux orifices à cause de quelques injections que nous avions faites quelques jours auparavant dans les sinuosité fistuleuses. Une sonde canelée en argent ayant été glissée dans la fistule, dès quelle eut parcouru tout son trajet, nous saisîmes un bistouri à lame longue et à forte pointe, et nous le portâmes le long de la sonde, le tranchant en dehors, et le dos tourné vers la canelure. Nous incisâmes ainsi d'un seul coup toutes les parties interceptées entre ces deux instrumens, c'est-à-dire la peau, l'intestin et l'anus. Les deux instrumens furent retirés en même temps, nous acquîmes ainsi la certitude que la section avait été bien complète. A l'exemple des professeurs Roux, Serre et autres, nous crûmes indipensable d'exciser une partie des lèvres de la plaie, et de faire quelques scarifications en divers sens afin que la suppuration emmenât la fonte des callosités qui compliquaient le trajet fistuleux.

L'opération étant terminée, et les artères liées avec soin, nous procédâmes au pansement : pour cela, une mèche de charpie enduite de cérat, fut introduite dans le rectum entre les lèvres de la plaie pour les tenir écartées dans toute leur étendue et les empêcher de se recoller, ce qui aurait reproduit la fistule, et obtenir une cicatrisation de l'intérieur à l'extérieur. (Potion calmante, diète, limonade pour boisson.)

Quelques heures après, nous fûmes contraint, quoiqu'à regret, de lever le premier appareil; une hémorragie abondante s'était manifestée, le sang sortait en très-grande quantité : comme il n'était pas possible d'avoir recours à la ligature , nous retirâmes la mêche introduite dans la fistule , et, à la suite de quelques lavemens chargés d'une forte dissolution de sel marin pour faire crisper les vaisseaux , l'écoulement du sang disparut complètement et pour toujours.

Dans des cas semblables, Jean-Louis Petit et Boyer conseillent de porter au fond de la plaie plusieurs bourdonnets ovalaires, et de tamponner ainsi l'intérieur du rectum. Ce moyen nous paraît avoir quelques inconveniens; en effet, en procédant ainsi , on dilate les lèvres de la plaie, et, s'il y a quelque artériole ouverte , on la distend. Il faut ici faire le contraire de ce qu'on pratique ordinairement : on a conseillé aussi d'introduire un intestin de bœuf dans le rectum et d'y injecter de l'eau froide ; mais , comme nous l'avons déja dit, tout ce qui opère la distension des parties augmente l'écoulement du sang qui s'accumule dans l'intestin où il trouve moins d'obstacles que pour franchir l'orifice de l'anus.

Le même pansement fut continué pendant vingt jours : peu-à-peu les bords de la fistule s'affaissèrent , et en un mois la cicatrisation était complète. C..... put reprendre les fonctions qu'il remplit encore en ce moment.

QUATRIÈME OBSERVATION.

—

POLYPE MUCOSO-FIBREUX DÉVELOPPÉ DANS LES FOSSES NASALES.
— PROCÉDÉ DE L'ARRACHEMENT. — HÉMORRAGIE. — GUÉ-
RISON PROMPTE.

Une jeune fille d'un tempérament lymphatique, âgée
de dix-neuf ans (Mll. B... rue Neuve, 22), vint me con-
sulter pour être traitée d'un polype mucoso-fibreux dont
elle était atteinte depuis un an environ, et qui avait fini
par remplir complètement les deux fosses nasales. La malade distinguait très-difficilement les odeurs, et la respiration devenait plus pénible de jour en jour.

Décidée de mettre un terme à des souffrances conti-
nuelles, elle consentit à l'opération qui fut pratiquée le
2 février 1843. Je préférai employer la méthode dite *par
arrachement* à l'excision conseillée par Celse, au seton
proposé par Paul d'Égine et modifié par Levret et Ledran,
à la cautérisation, à la ligature imaginée par Glandrop.
Ces procédés sont aujourd'hui presque entièrement aban-
donnés; la méthode par *arrachement*, à laquelle Dupuytren et tous les chirurgiens accordent la préférence, est
plus sûre, plus simple, plus facile et applicable à tous les
cas.

La malade étant assise en face du jour, la tête un peu

renversée en arrière, j'introduisis des tenettes à polypes
bien fermées d'abord dans la fosse nasale droite : quand
il fut bien saisi, comme il était d'un tissu ferme, et qu'il
ne tenait que par un pédicule, je fis tourner les tenettes
sur elles-mêmes et je l'enlevai d'un seul coup. Il n'en
fut pas do même pour celui de la fosse nasale gauche.
Ici le polype était presque entièrement muqueux et n'a-
vait pas la moindre résistance ; je fus donc obligé de re-
· commencer l'opération à plusieurs reprises ; je fus même
très-contrarié dans mes manœuvres par une hémorragie
abondante qui nécessita le tamponnement.

Quelques jours après, deux cautérisations furent pratiquées sur la membrane pituitaire, et, depuis huit mois,
la guérison ne s'est pas un seul instant démentie.

———

Disons un mot maintenant sur quelques maladies inter-
nes que nous avons observées : la majorité a été des
fluxions de poitrine inflammatoires dues à la constitution
atmosphérique de l'hiver dernier qui a été doux et a laquelle a succédé de temps à autre une température froide
et sèche. Aussi, pour les combattre, avons-nous employé
avec avantage les anti-phlogistiques énergiques, surtout
lorsque le sujet étant jeune et vigoureux il existait une
fièvre ardente, de la céphalalgie, de l'oppression, des
crachats sanguinolens, une fluxion locale intense, etc.

Au contraire, la pneumonie, au lieu d'être franchement
inflammatoire était-elle catharrale ou lobulaire ? la phlo-

gose était-elle établie ? avions nous à faire à un enfant jeune et cacochyme ? Dans ces cas, les évacuations sanguines ne nous ont paru indiquées que secondairement, et, au lieu de faire dévorer ces pauvres enfans par des sangsues, ou de les plonger dans un état anémique effrayant par des saignées générales ; la diète absolue, les médicamens tempérans, la chaleur du lit, des boissons chaudes et légèrement sudorifiques, etc., nous ont souvent suffi pour emmener la résolution de l'inflammation.

Il existe, en effet, un milieu entre la méthode des saignées *jusqu'au blanc*, mise en usage par le professeur Bouillaud et son école, pour *juguler* la maladie, et qui doit bien souvent *juguler* le malade — et la médecine expectante de certains docteurs vraiment inqualifiables qui répondent aux malades qui leur demandent a être promptement secourus : Attendez que votre maladie soit définitivement caractérisée.

La première méthode *(la saignée à outrance)*, dit le professeur Lordat, « met ceux qu'elle n'a pas tués dans l'impossibilité de présenter des symptômes pendant quelque temps ; mais, tout comme les Russes ainsi fustigés retombent dans la faute qui leur avait mérité cette punition, de même l'affection qui avait donné lieu à la saignée, reproduit les mêmes symptômes dès que le système a assez de force pour les former. Ne vous semble-t-il pas que ces correcteurs et ces thérapeutistes sont de la même force. »

La seconde méthode (la médecine expectante), qui consiste à abandonner la maladie aux seules ressources de la nature, est une doctrine erronée qui ne peut trouver des partisans que parmi les sceptiques qui ont éprouvé des insuccès et des malheurs dans leur pratique, ou qui, n'étant point versés dans la thérapeutique, n'ont aucune confiance dans leur art. Ne serait-il pas absurde, par exemple, de laisser durer un rhûmatisme aigu pendant 60 ou 80 jours, au lieu de déployer dès le début de cette cruelle affection une grande énergie thérapeutique? Que penser de celui qui attendrait les seuls secours de la nature dans les fièvres intermittentes, la siphilis, la colique des peintres, l'empoisonnement par l'arsenic ou une autre substance toxique, l'apoplexie, etc., etc.

L'*expectation* absolue n'est pas même admissible dans les cas malheureusement trop fréquens où le mal est au-dessus des ressources de l'art. L'infortuné phtysique qui s'avance lentement vers la tombe, en proie aux angoisses les plus vives, ne trouve-t-il pas dans quelques grains d'opium un baume consolateur qui relève l'énergie de son âme, calme ses douleurs, nourrit dans son cœur un reste d'espérance, et lui rend les approches de la mort moins lugubres et moins terribles.

Remédier au mal, dit M. Littré, est la première partie de l'art; l'adoucir est la seconde. La médecine expectante, résultat d'une confiance aveugle dans les forces de la nature ou d'un scepticisme non moins aveugle, manquerait dans une foule de cas l'une et l'autre de ces indications.

Une fluxion de poitrine s'est elle présentée avec tous les caractères d'*un état bilieux*? Ici les émétiques ont joué le premier, rôle et si la phlébotomie a trouvé son application ce n'a été que pour prévenir le raptus sanguin que les

efforts du vomissement déterminaient quelquefois vers le
cerveau. Les vésicatoires ont aussi été employés à la fin
de cette maladie pour en emmener la résolution. C'est
ordinairement aux bras qu'ils ont été appliqués, dans plusieurs cas ; néanmoins, placés sur le point douloureux, ils
ont favorisé manifestement l'action des sangsues ou des
ventouses scarifiées qui ont été nécessaires pour combattre la congestion locale.

Dans les fluxions de poitrine *adynamiques*, les saignées
générales nous ont paru contre indiquées, et si l'applica-
cation des sangsues a été quelquefois utile contre l'inflammation locale, ce n'a été qu'en relevant les forces du malade, soit par des toniques excitans administrés à l'intérieur
ou par des vésicatoires que nous avons pu emmener la résolution complète. C'est à l'aide de cette thérapeutique
qu'ont été guéris le garde L...... et la femme C..... qui,
d'un tempéramment faible et appauvri contracta une
pneumonie très-grave. Nous sommes convaincus que si
ces deux malades avaient été soumis au traitement antiphlogistique de M. Bouillaud, leur mort aurait été
certaine.

Nous avons traité des fluxions de poitrine qui se sont
jugées par des *crises*. Ces dernières doivent fixer toute
l'attention du praticien. Les sueurs, par exemple, à la
suppression desquelles les anciens attribuaient la plupart
des maladies, ont été d'une utilité incontestable dans
l'apogée d'une fluxion de poitrine très-grave dont fut
atteint le nommé P...., rue St-Pierre, 35 ; elles ont emmené chez ce malade une guérison rapide. Mais il faut

qu'il y ait de la part de la nature une tendance à juger la maladie par cette voie; s'il en est autrement, on doit s'abstenir des diaphorétiques dont la plupart sont excitans.

Enfin, dans le mois de février, nous avons pu observer un cas de fluxion de poitrine de *mauvaise nature,* que les anciens appelaient κακοεϳης, et que d'autres désignent sous le nom de *gangréneuse.* Ici, nous nous sommes bien gardé d'employer à outrance la méthode antiphlogistique; cependant, comme nous avons rencontré chez ce malade la coincidence d'un état morbide local et d'un état morbide général, celui-ci, qui est souvent sous la dépendance du système nerveux, nous a paru réclamer l'emploi des révulsifs irritans et des dérivatifs, tandis que l'état morbide local a été combattu par des saignées locales.

Ainsi, en médecine, il n'y a point de règle fixe et stable comme dans les sciences exactes, et celui qui n'apporte point dans la pratique médicale des idées éclectiques ou qui se range sous la bannière d'un système, est exposé à commettre des erreurs à chaque pas. Deux maladies, les mêmes en apparence, peuvent et doivent être traitées de plusieurs manières différentes, suivant la constitution du sujet, l'hérédité, le sexe, l'âge, la période de la vie, le tempérament, l'ydiosyncrasie, les habitudes, le climat, les crises ordinaires, etc. Tels sont les principes qui nous ont été inculqués de bonne heure par des hommes d'un grand mérite; nous les suivrons constamment au lit du malade, parce que ces principes sont les seuls vrais, et qu'ils reposent sur les lois éternelles de l'organisation.

Il me resterait encore à rapporter plusieurs observations de fièvres typhoïdes, de rhûmatismes invétérés, de flueurs blanches, d'anévrismes du cœur, de croup, d'affections vénériennes et cutanées, de brûlures, de rétrécissemens du canal de l'urètre etc., etc., deux cas de fractures comminutives de la jambe, l'extirpation d'une tumeur cancéreuse, d'un polype utérin, etc., etc., opérations pratiquées avec un plein succès ; mais je craindrais de dépasser les bornes d'un simple compte-rendu; ce sera le sujet de la deuxième lettre.

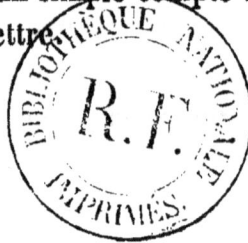

FIN.

NIMES — Imprimerie BALLIVET et FABRE, Rue de l'Hôtel-de-Ville, 14.

www.ingramcontent.com/pod-product-compliance
Lightning Source LLC
Chambersburg PA
CBHW070714210326
41520CB00016B/4342